MW00513967

This notebook belongs to:

Epic Design Studio

/ /

/ /

/ /

/ /

/ /

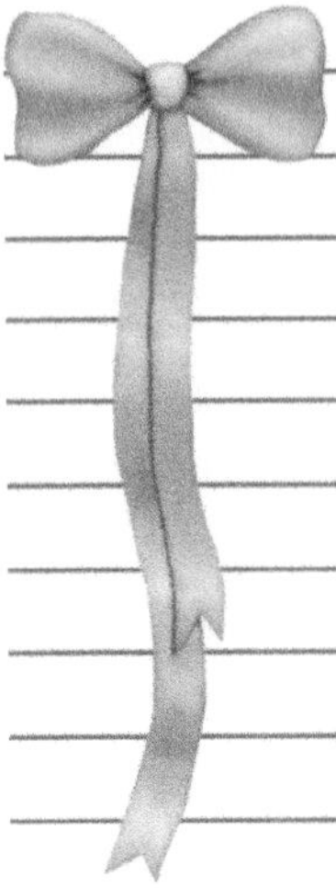

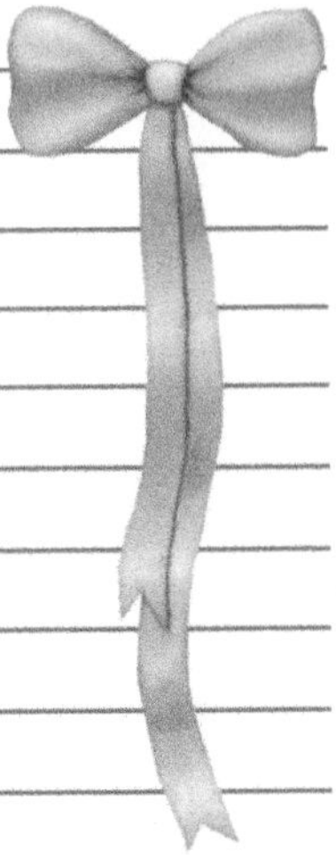

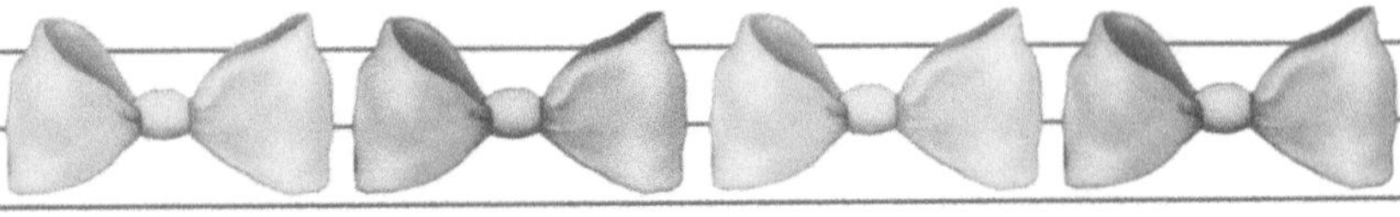

/ /

/ /

/ /

/ /

/ /

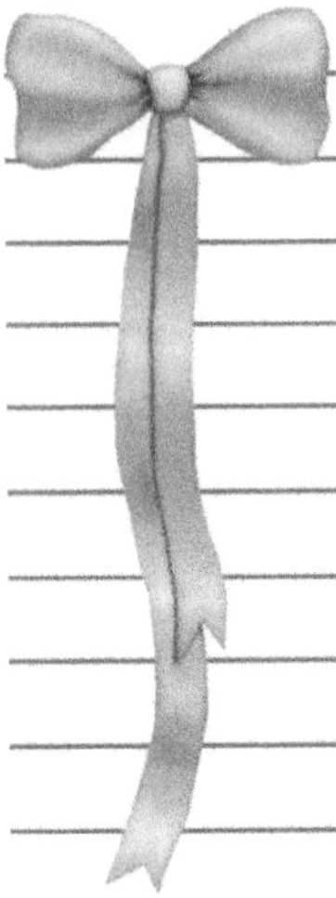
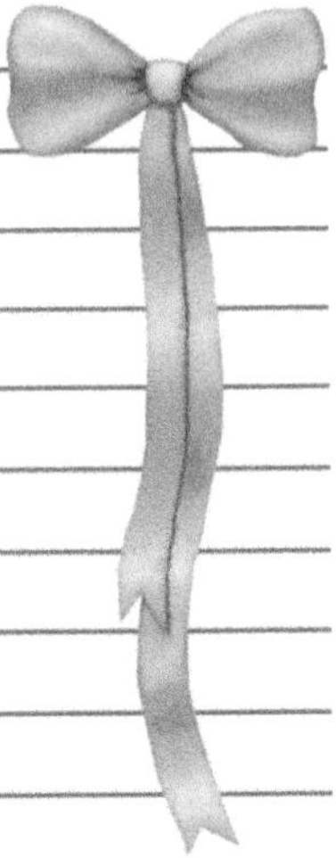

/ /

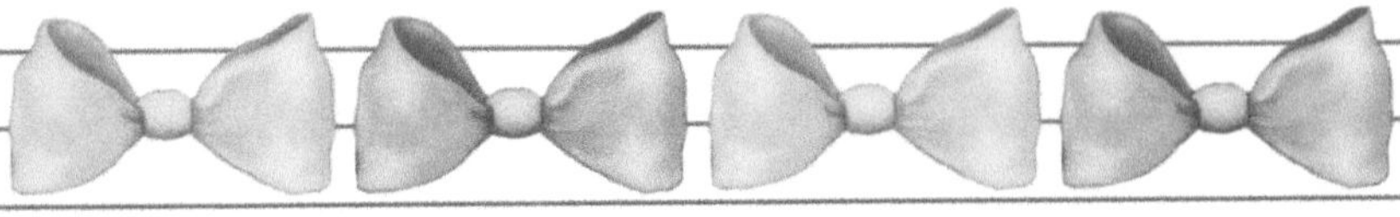

/ /

/ /

/ /

/ /

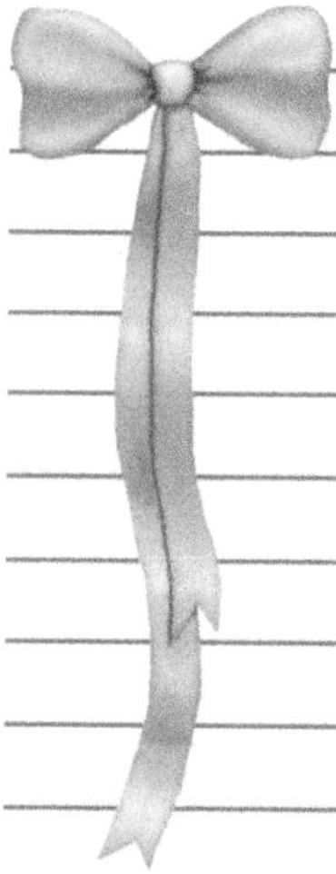

/ /

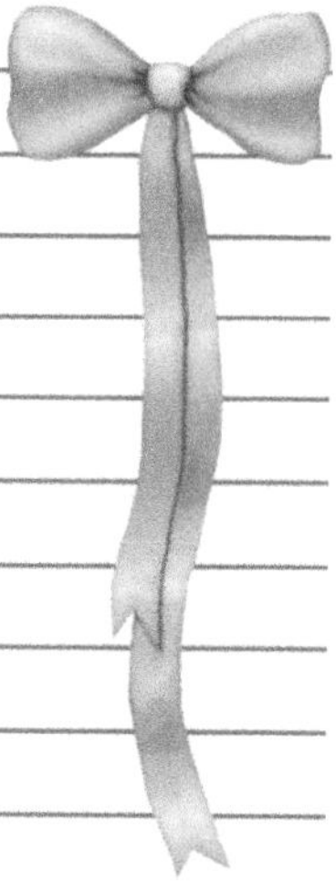

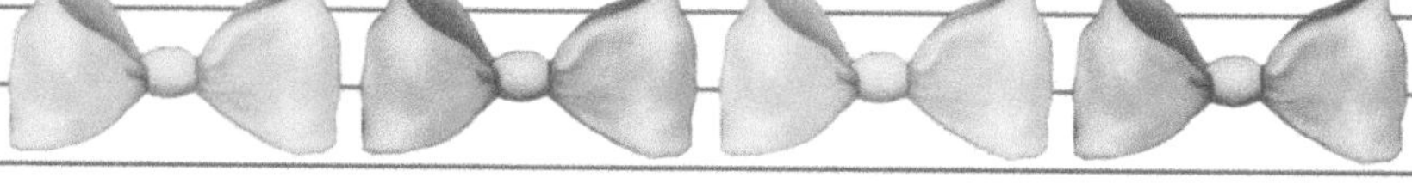

/ /

/ /

/ /

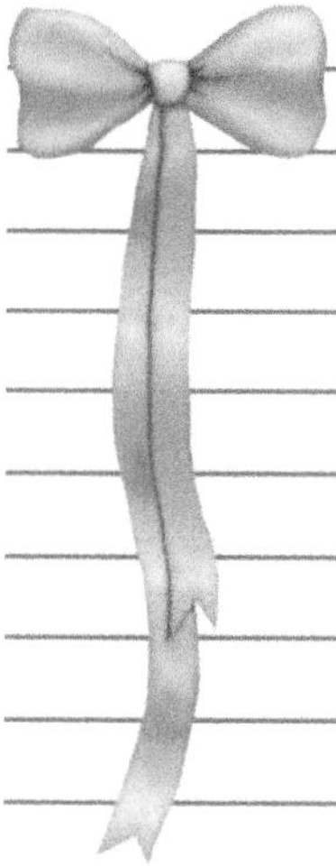

/ /

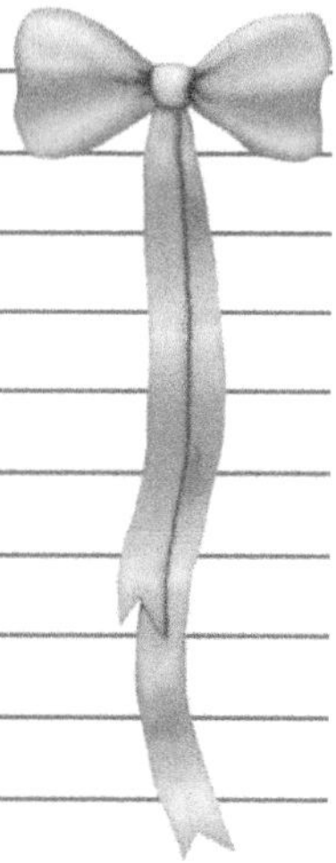

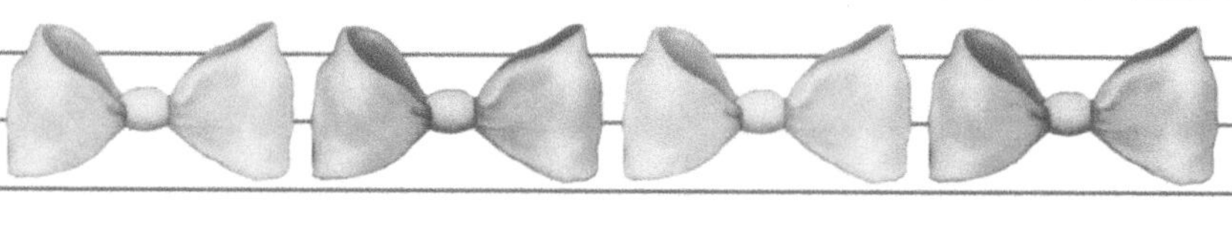

/ /

/ /

/ /

/ /

/ /

/ /

/ /

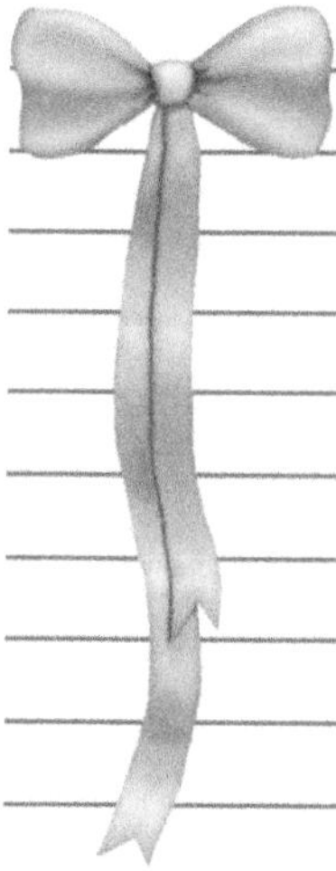
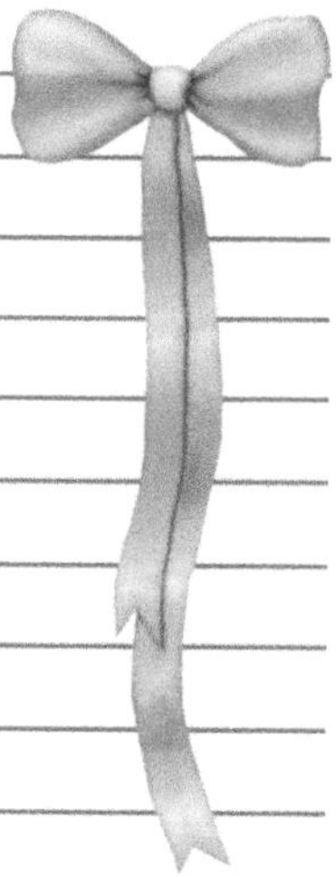
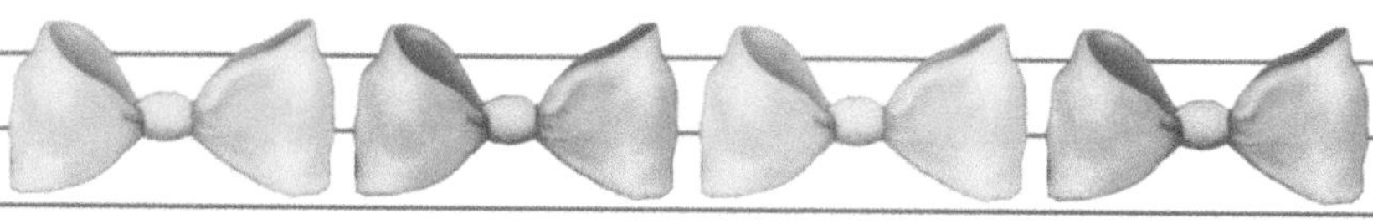

/ /

/ /

/ /

/ /

/ /

/ /

/ /

/ /

/ /

/ /

/ /

/ /

/ /

/ /

/ /

/ /

/ /

/ /

/ /

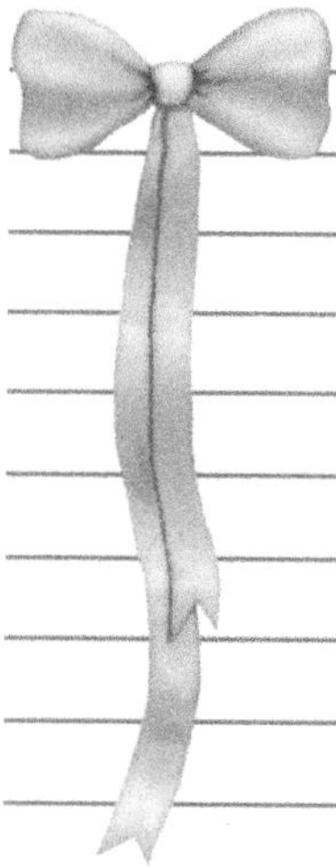
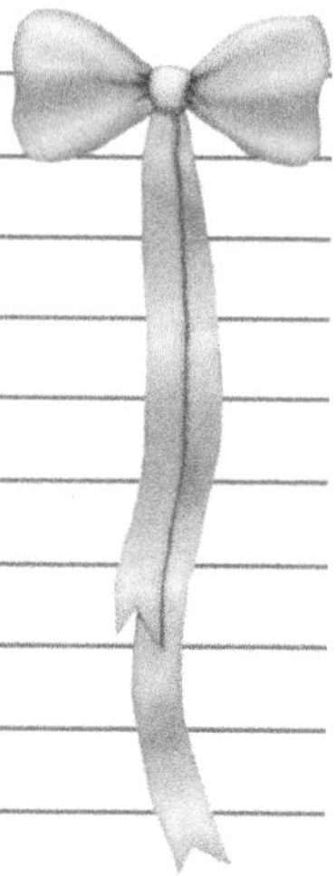
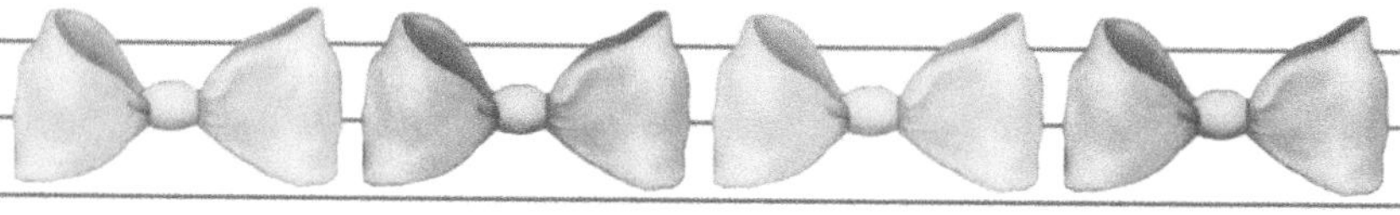

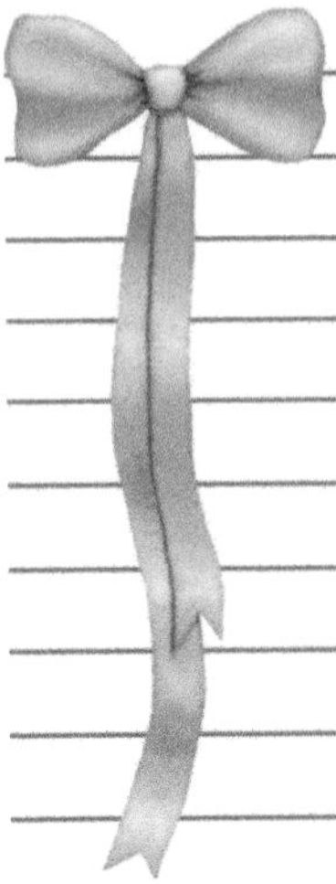
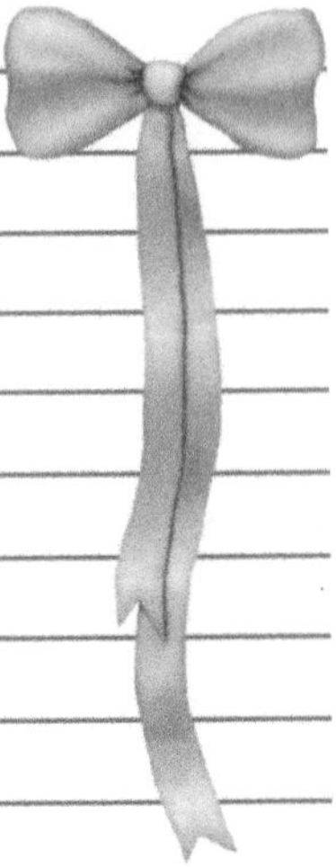
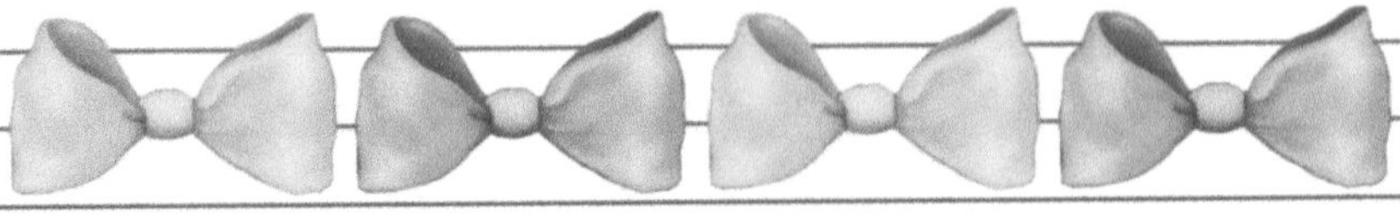

/ /

/ /

/ /

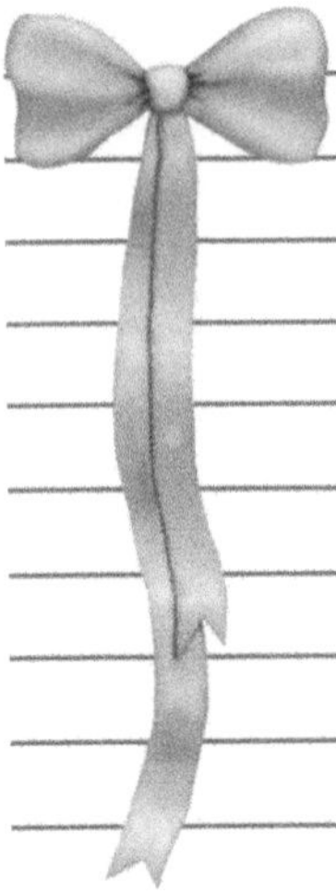
/ /
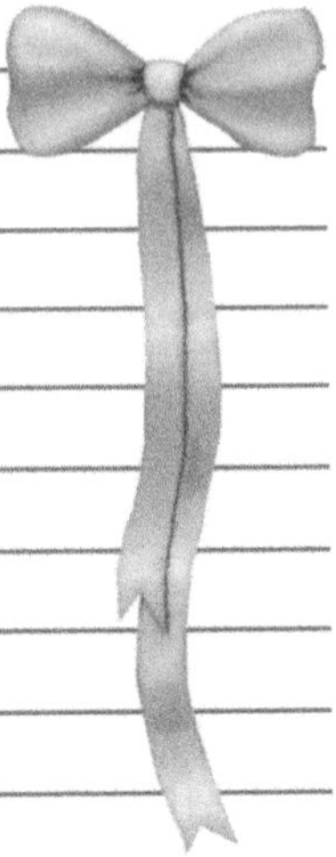

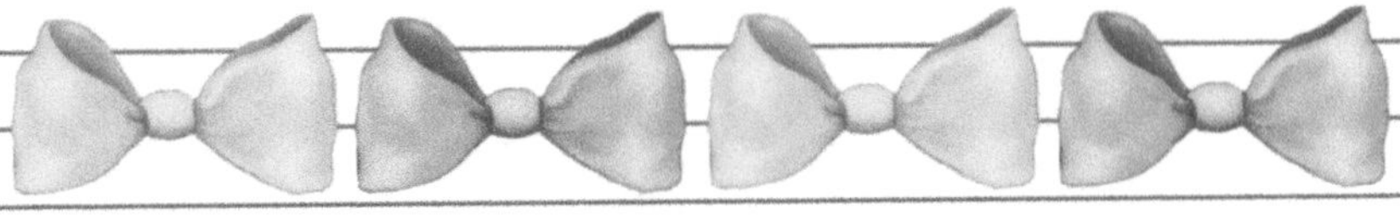

/ /

/ /

/ /

/ /

/ /

/ /

/ /

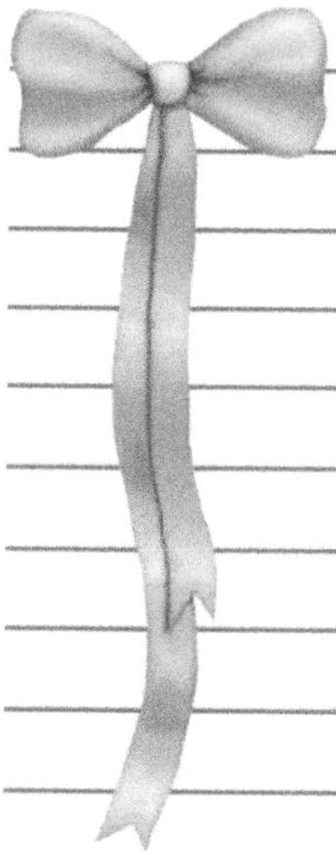
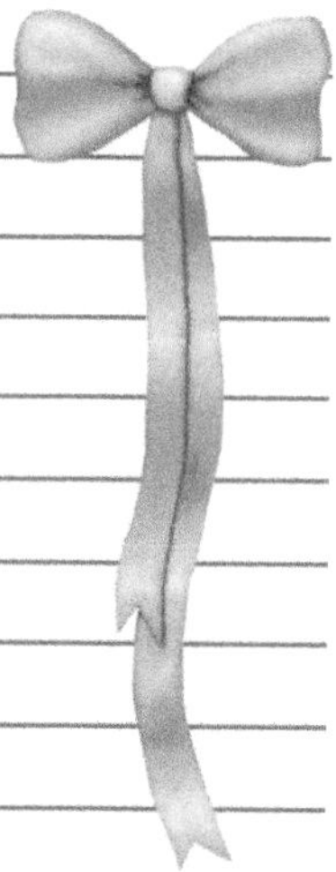

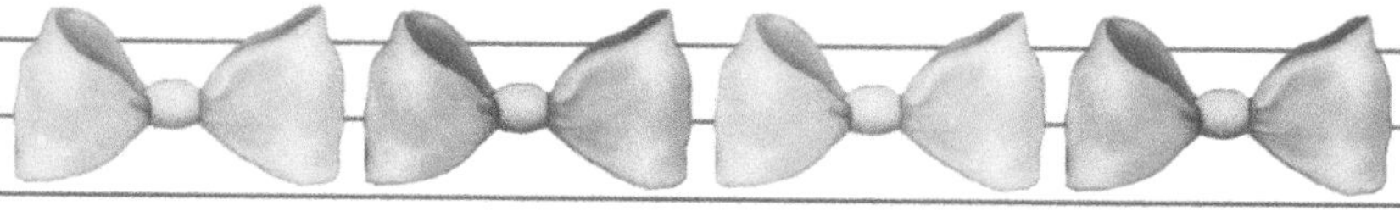

/ /

/ /

/ /

/ /

/ /

/ /

/ /

/ /

/ /

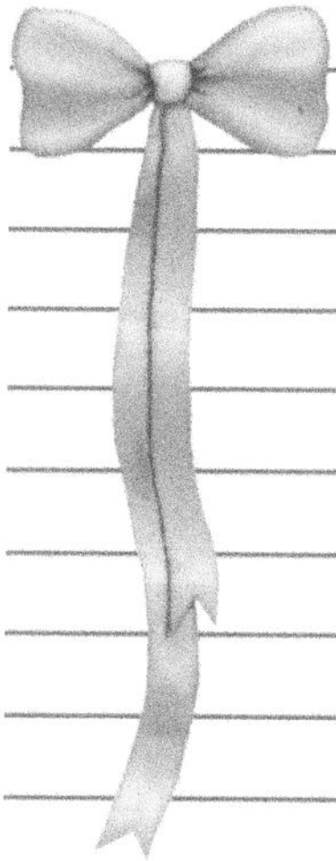

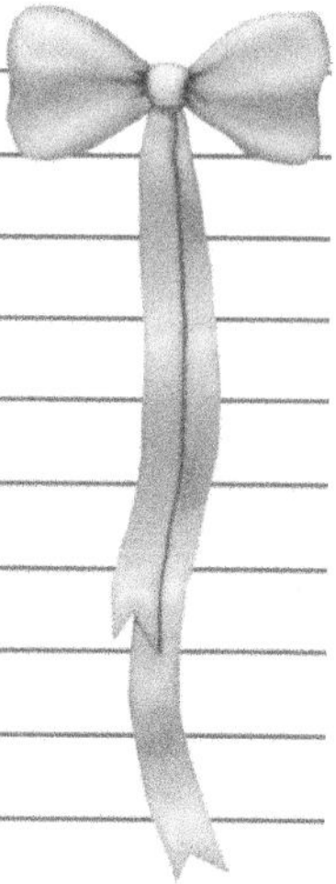

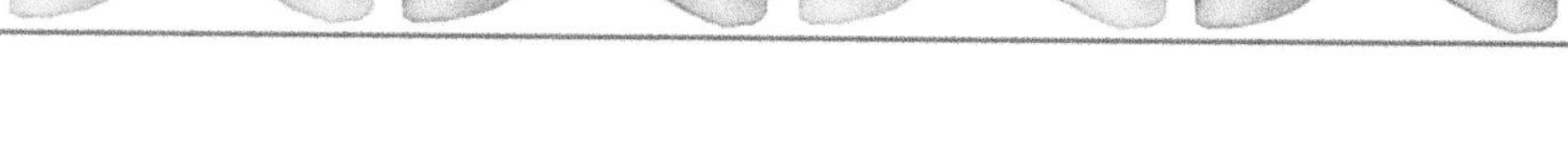

/ /

/ /

/ /

/ /

/ /

/ /

/ /

/ /

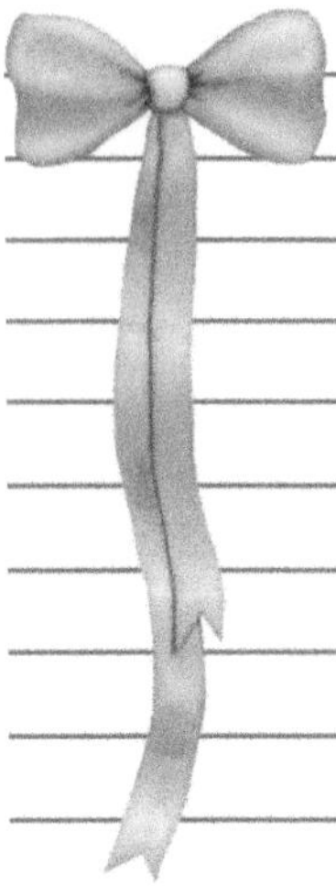 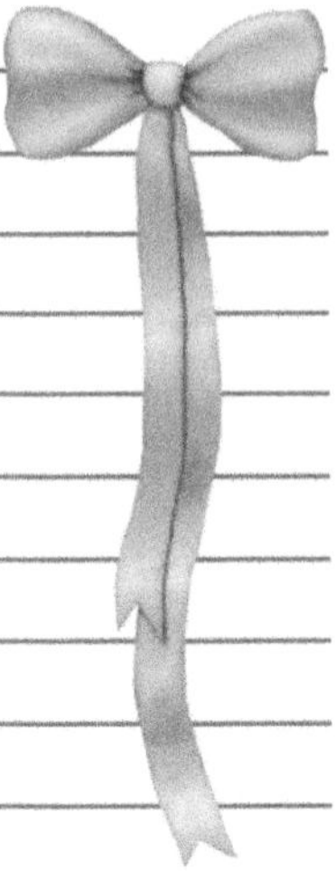

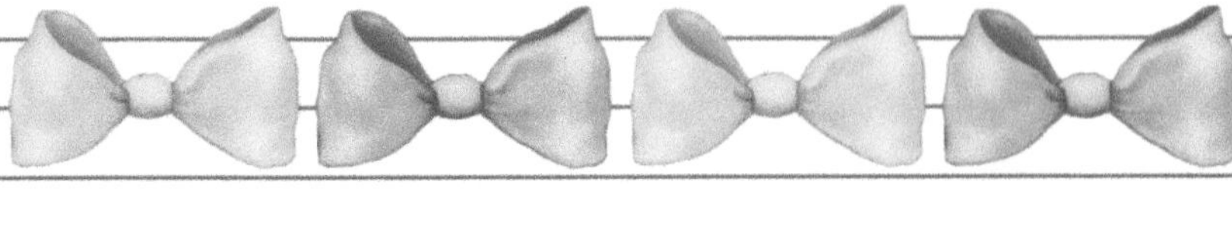

/ /

/ /

/ /

/ /

/ /

/ /

/ /

/ /

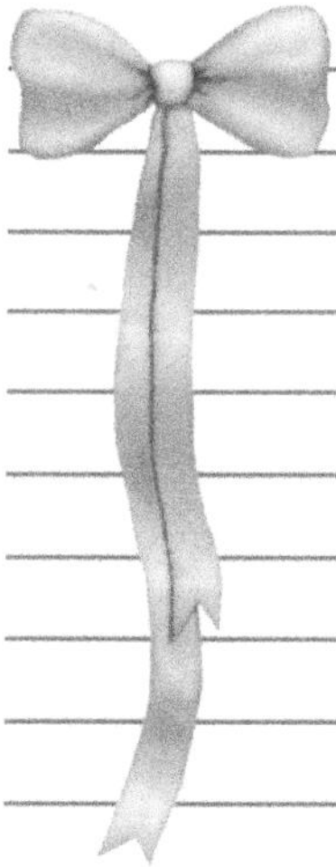
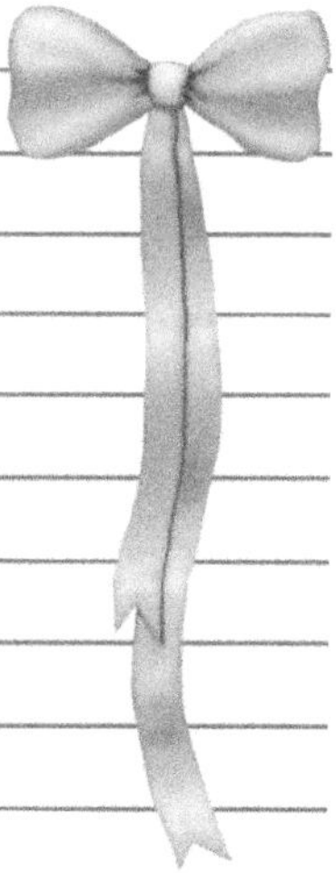
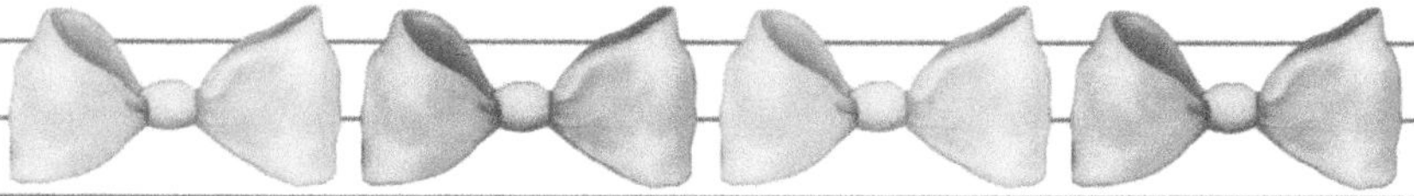

/ /

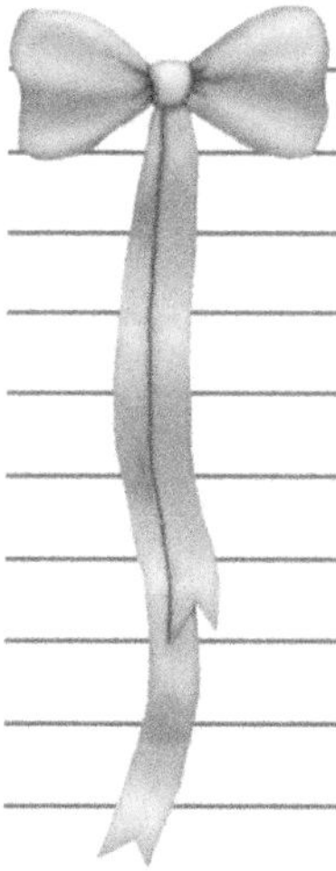
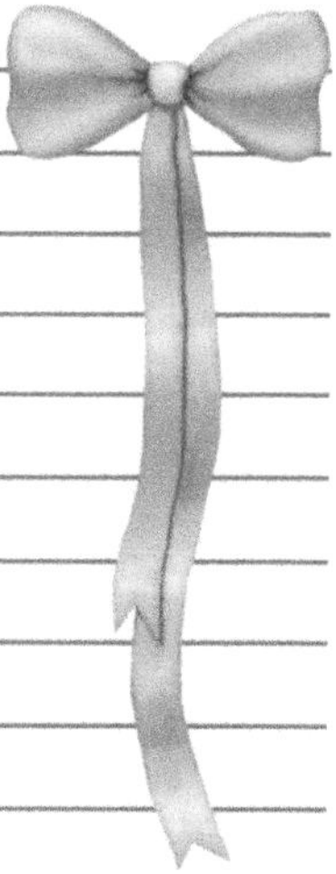
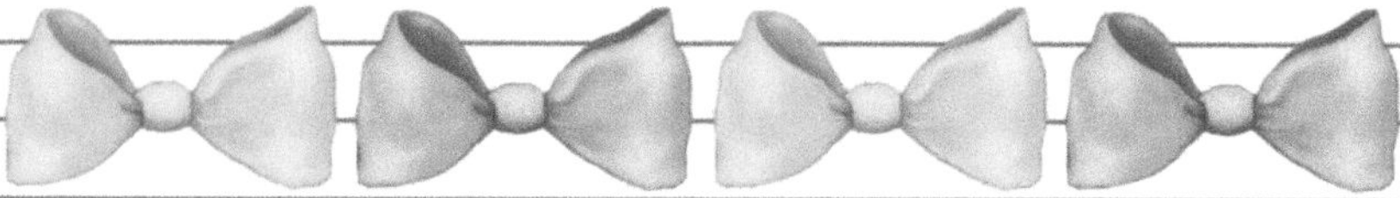

/ /

/ /

/ /